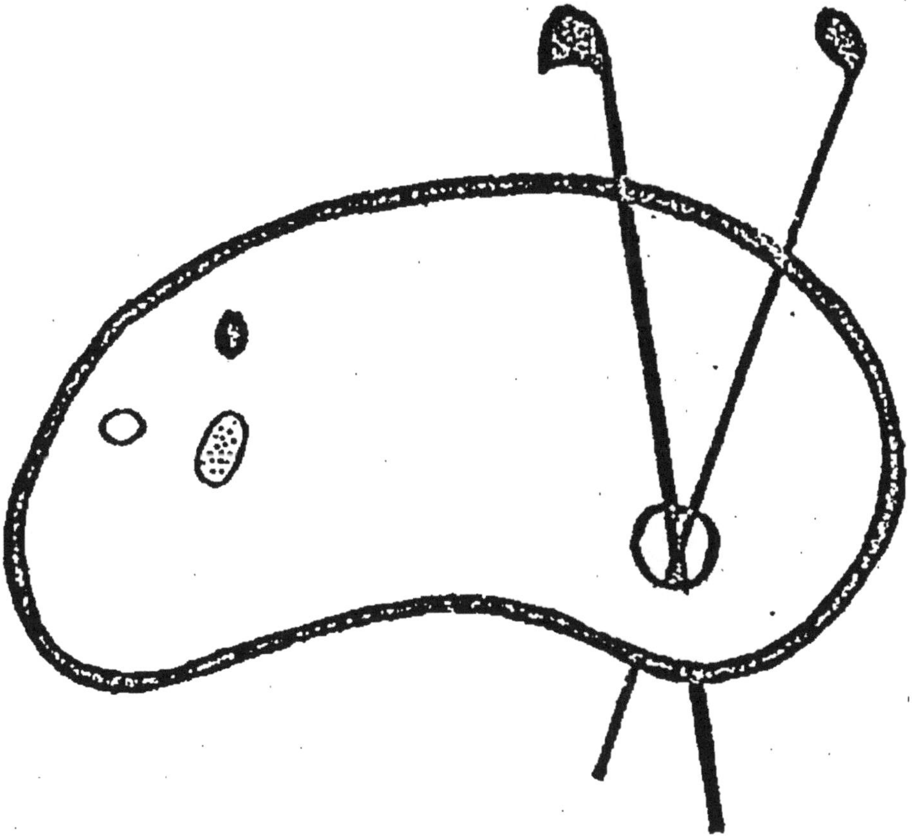

DEBUT D'UNE SERIE DE DOCUMENTS
EN COULEUR

RECETTES MÉDICALES

EXTRAITES

d'un Manuscrit du XVIIe siècle

CONSERVÉ A VERVIERS,

PUBLIÉES PAR

ARMAND WEBER

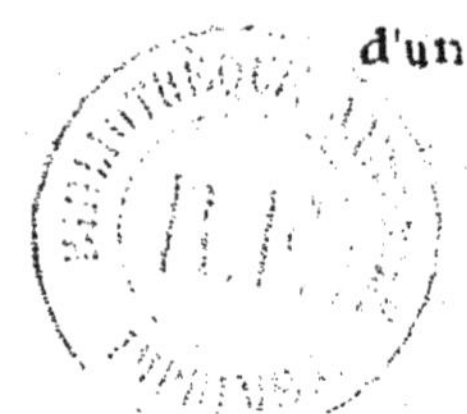

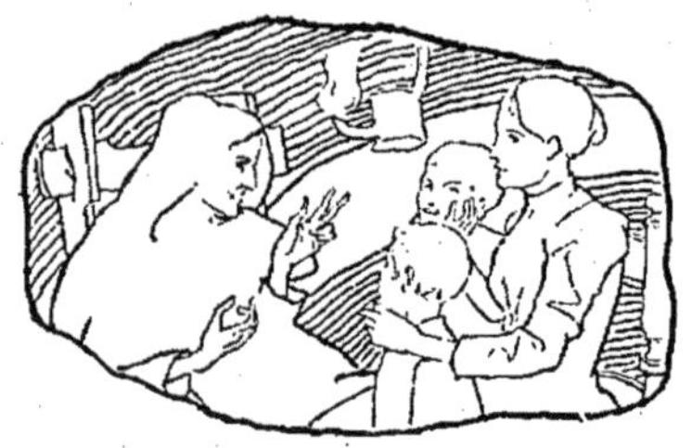

LIÉGE

MATH. THONE, IMPRIMEUR, RUE St-JEAN-BAPTISTE, 13

1898

WALLONIA

Recueil mensuel de Folklore

FONDÉ EN DÉCEMBRE 1892 PAR

O. Colson, Jos. Defrecheux & G. Willame

Paraît le 13 de chaque mois par livraisons de 16 pages au moins, ornées de dessins inédits. Publie des études, relations et documents relatifs à la littérature orale, aux croyances et usages, et à l'ethnographie traditionnelle des provinces wallonnes: notamment des fac-simile d'images et dessins d'objets populaires, des chansons avec les airs notés, et des textes originaux de tous les parlers romans de Belgique, avec la traduction en français. Chaque document porte, dans la Revue, la signature de la personne qui l'a communiqué.

Pour ce qui concerne les abonnements, spécimens, changements d'adresse, etc. s'adresser de préférence à M. Jos. DEFRECHEUX, Administrateur de la Revue, 88, rue Bonne-Nouvelle, à Liége.

Pour ce qui concerne la Rédaction : envois d'articles et de documents détachés, rectifications. etc.. s'adresser de préférence à
M. O. COLSON, Directeur de la Revue, 16, Fond St-Servais, à Liége.

Abonnement annuel : Belgique, **3** francs. — Etranger, **4** francs.

Les nouveaux abonnés reçoivent les nos parus de l'année courante.

Un numéro, 3o centimes.

COLLECTION DE WALLONIA

1893 Nos livraisons de la première année forment un joli volume broché de 224 pages, publié avec le concours de plus de vingt-cinq collaborateurs. Il contient quarante airs notés et la première série des dessins inédits de M. Aug. DONNAY. Prix net : 5 francs.

1894 Les fascicules de la deuxième année forment une élégante brochure de la même importance, qui contient de nombreux airs notés et des dessins nouveaux, planches et fac-similés. Prix net : 3 frs.

1895 Les livraisons de la troisième année sont réunies en un volume de la même importance, qui contient nombre d'airs notés et de dessins nouveaux. Prix : 3 francs.

1896 Le volume de la quatrième année, d'importance égale, contient nombre d'airs notés et de dessins nouveaux. planches et fac-similés. Prix : 3 francs.

1897 Le cinquième volume, outre les douze livraisons de l'année, est accompagné de la table analytico-alphabétique des matières parues depuis la fondation de la Revue. Ce volume, comme les précédents. compte un grand nombre d'airs notés et d'illustrations diverses. Prix : 3 francs.

Les trois derniers volumes pris en nombre, chacun : 2 fr. 50.

Les cinq volumes, pris ensemble : 15 francs.

S'adresser à l'Administration, 88, rue Bonne-Nouvelle, Liége.

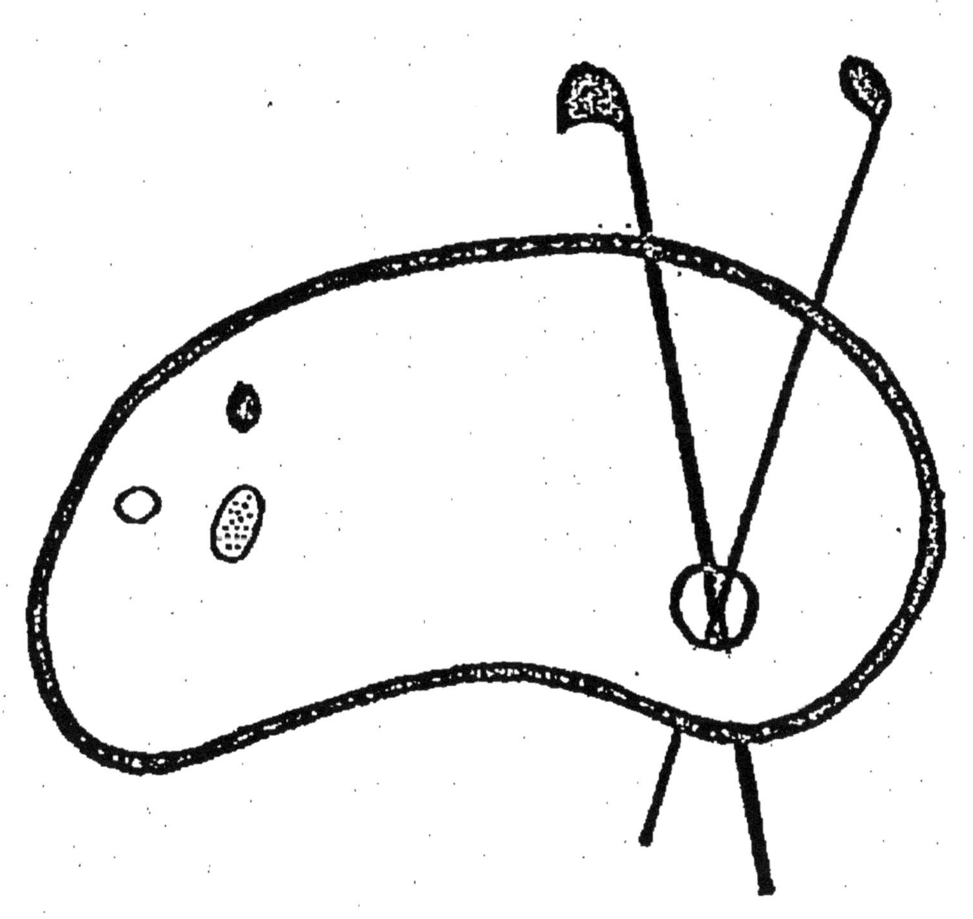

FIN D'UNE SERIE DE DOCUMENTS
EN COULEUR

RECETTES MÉDICALES

RECETTES MÉDICALES

EXTRAITES

d'un Manuscrit du XVIIe siècle

CONSERVÉ A VERVIERS,

PUBLIÉES PAR

Armand WEBER

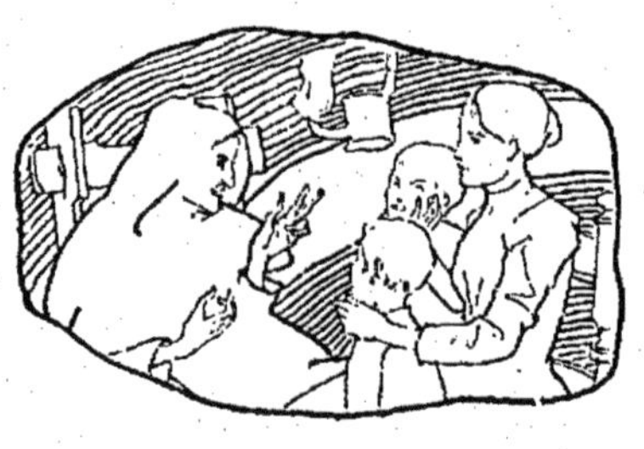

LIÉGE

MATH. THONE, IMPRIMEUR, RUE St-JEAN-BAPTISTE, 13

1898

Extrait de *Wallonia*, 6me année

Numéro du 13 Mars 1898

RECETTES MÉDICALES

Tirées d'un manuscrit du XVIIᵉ siècle

Ces recettes sont extraites d'un manuscrit de Henri de Sonkeux, boulanger de profession, né à Verviers le 3 décembre 1650, mort à Namur le 27 octobre 1708.

Bien qu'il existe pour le XVIIᵉ siècle beaucoup de réceptaires analogues, celui-ci nous a paru cependant avoir un intérêt folklorique suffisant pour mériter la publication. D'abord il est d'une région sur laquelle on a publié peu de documents; d'autre part, en admettant que plusieurs des remèdes colligés par de Sonkeux soient de source livresque et non wallonne, il semble pourtant, à certains exemples de cures obtenues (p. 7), à de nombreux mots et tours wallons (ex. : *prendré* pour *prenez*, *fréérier* pour fraisier) que ces recettes n'ont pas été copiées ailleurs et contiennent une part suffisante d'originalité. C'est pourquoi nous nous décidons à les publier.

Pour la facilité de la lecture nous avons ajouté la ponctuation, augmenté les alinéas, et, entre parenthèses, suppléé au texte et au sens. Disons aussi que nous avons dû laisser de côté un « secret » contre la stérilité et un autre article aussi spécial.

Les plantes citées dans le manuscrit ont été déterminées par M. Charles Semertier, pharmacien à Liège, que ses savantes études sur la pharmacopée populaire wallonne désignaient tout spécialement pour ce travail. Nous le remercions vivement de sa collaboration qui, pour être renvoyée en note, n'est pas moins un élément précieux de cette publication.

Un mot du manuscrit. C'est un in-folio de 202 pages (mesurant 33 × 22 centimètres) contenant en outre des Mémoires sur l'Histoire de Verviers, la Principauté de Liège, le Duché de Limbourg et la Politique générale de l'époque. Il s'y trouve des renseignements sur les anciennes familles verviétoises, les bâtiments et les couvents de notre ville.

Ce même manuscrit a inspiré à Gilles Nautet ses *Notices historiques* (¹). Il se trouve actuellement entre les mains de M. Antoine Chesselet-Nautet, qui a bien voulu nous en donner connaissance.

Armand WEBER.

---

(1) G. Nautet, *Notices historiques sur le pays de Liège.* Verviers 185 -59, 3 vol. in-8'.

I

La Propriellé du bois de simpathie et le temp qu'il le faut coupper.

Faut remarquer après la soltice de mars qu'èl jour et quel heure
la nouvelle lune commence, c'est à dire la premier lune nouvelle qui
arriverat après le 21 Mars; puis en l'heur de la lune faut couper un
bois de Fraine ('¹') sans beaucoup l'incomoder, et le cirrer (garnir de
cire) aux deux bout pour que l'humide ne s'evapore trop abillement.
Ce bois a beaucoup de propriettez, il a de la simpathie au corps
humain. Il guerit les plaies et ulcères en estant touchez. Il serve
aussi aux flux de sang : les bestes y treuvent du soulagement lors
qu'estant blessez on frotte le dit bois sur leurs playes ou enflures;
j'en ay veu plusieurs experience. D'aucuns voudroient dire qu'il y a
de la supertission en cette usage; je leur répond qu'il n'y en a point
du tout, parce que c'est une chose naturel que le fraine, estant couppé
lors que le soleil entre au signe du torreau, a proprietté susdite,
même de guérir des playes absentes, *ayant* (lorsque l'opérateur
dispose) du sang du blessé ou de la *matière* (pus) de la playe, *il* (le
malade) guerirat quoy qu'absent.

II

La poudre de simpathie.

Prenné du vitriol romain et de la gomme dragam, telle cantité
que vous voulez; pillez en un mortier de verre [ayez] soins qu'il [ne]
touche a aucun métail, et l'exposez au soleil durant la canicul tant que
la dite poudre soit toute blanche et serat faite (elle sera à point). Faut
s'abstenir de boire [eau?] pure, [de manger] aile et ognont.

Remede pour les émoruiste (hémorroïdes).

Qu'on appelle en patois vulgair les brogne (*broques*) il faut
prendre un bois de saoul (²) et prendre la troisième pelliculle et le
gratter avec une pièce d'or et prendre ce que vous aurez grattez et en
faire un petit ploton et vous le metterez dans le derierre le plus avant
qu'on peut cest un remede qui ne manque jamais.

Pour le mal de tête.

Prenez de la betone (³) et le metterez dans vos narines.

(1) *Fraine*, Fraxinus excelsior L. Jasminées.
(2) *Saoul* (surcau, wallon *saou*) Sambucus nigra, L. Caprifoliacées.
(3) *Betone*, Betonica officinalis L. Labiées.

Pour banir l'ithisie (la phthisie).

Chauffé l'urine d'un enfant *mal* (mâle) en l'age de 7 à 10 ans.
Quille (ôtez) en l'ecume quand elle voudrat cuir. Puis l'oster du feu et
y adjoutter 2 jeaune d'œuf, et sucre fin ou sucre candy et le boire
tout le matin.

Pour bannir la puanteur des dents il les faut frotter avec feuille
de sauge (1).

Contre le mal caducq.

La semence de vronicq (2) melee avec guy de chaine (3) pendue
au col preserve d'epilepsie et mal qu'on appelle le mal de St-Jean.

Pour guerir les hemoroyles dit brocques.

Brulé sur une palette les ongles d'un pied de cheval que coupent
le maréchal; après estre brulez et tamiser, puis melanger cette
poudre en *seyn* (graisse) de porceau et en faire emplatre sur papier
gris et la mettre sur le lieu affligez. Reyterer cette emplatre *d'un
heure u autre* (d'heure en heure).

Contre la rose (érysipéle).

Prendé un *doilier* (doigt de gant) plein de semence d'acolette (4)
et l'avaller dans un petit verre de vin *y ayant* (après qu'elle y a)
trempé un espace de temp et le boire d'un traict; lier un fil de soye
cramasin (rouge) desour ou desous le mal.

Pour la gravelle.

Prenné les noyeaux quy se trouvent dans le fruict de mesple (5),
le faut sechir au four et reduire en poudre et tamisez, et en prendre
de cette poudre la grosseur d'un noix muscade en un verre de vin
blanc quy aurat bouilly avec racine de persil (6), l espace de dix
jours soir et matin. Cette poudre a la vertu de chasser la gravelle des
reins et de la vessie.

Le Sr Pierre d'Argenteau la experimenté et poussat par l'urine
la pierre par la vertu de cette poudre, le Sr Andrien de Roedt eu une

<hr>

(1) *Sauge*, Salvia officinalis L. Labiées.
(2) *Vronicq*, Veronica officinalis L. Scrophulariées.
(3) *Guy de chaine*, Viscum album L. Loranthacées.
(4) *A colette* (Ancholie) Aquilegia vulgaris L. Renonculacées.
(5) *Mesple* (nèfle, wallon *messe*) Mespilus germanica L. Pomacées.
(6) *Persil*, Petroselinum sativum L. Ombellifères.

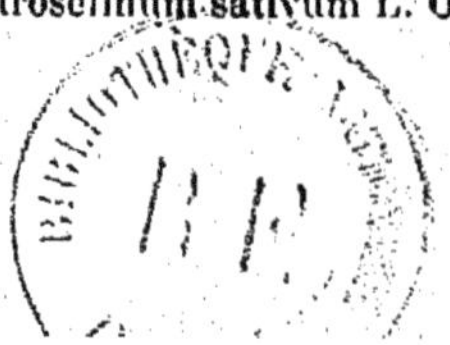

pierre très grosse rompue dans la vessie et le jettant par morceau en urinant.

Le jus de pimpernelle (¹) beu en vin blanc romp la pierre gravelle.

[Contre la dissenterie].

La semence de surelle (²) pillée en poudre, beue en vin rouge guerit la dissenterie.

La semence de plantein (³) pulverisée et mangée en boulie guerit la discenterie.

Pour appaiser la douleur de la migraine.

Prenné une pomme de Grenade et le fendé en deux, appliquez-en la moitié sur le temple de la teste du costé quy fait mal, et bandé la teste avec un linge, porté un anneau d'assier au doigt annulaire de la main gauche.

Pour le mal de dent.

Prenné du poivre en poudre melez un peu de votre urine et l'appliquerez sur la joue du costé quy vous fait mal — cela gueris pour jamais.

Autre : Prenné le dent d'un homme mort et en frottez le dent quy vous fait mal. La douleur se passe incontinent.

III

Les vertus des herbes.

La gentiane (⁴) provoque les mois des femmes, chasse l'urine retenue de longtemps, sa racine distilée au bain-marie gueris la fièvre, fait mourir les verres, sa racine est un remède contre la peste.

Le Fumeterre (⁵) elle ce cueille en may ou septembre. Le jus de cette herbe avec gomme deffend de venir des double poiles sorceil des yeux ; la ditte herbe machée dechasse la colère ; pour l'urine, elle guerit les obstructions ; et debilité du foye ; le jus de cette herbe aiguise la vivacité de la veüe et fait fortifier les yeux ; la ditte herbe est aussi bonne pour corroborer l'estomacq ; fait lacher le ventre, estant trempé en vin.

<hr>

(1) *Pimprenelle*, Poterium sanguisorba L. Rosacées.

(2) *Surelle*, nom donné à deux plantes possédant les mèmes propriétés dues à l'oxalate de potasse qu'elles contiennent toutes deux : 1. l'oseille, Rumex acetosa L. (c'est de celle-ci qu'il est question dans le receptaire) fam. des Polygonées. 2. L'Alléluia ou Pain de coucou, oxalis acetosella L. Oxalidées.

(3) *Plantein*. On emploie les semences du Plantain moyen, Plantago media L. et surtout du Grand plantain, Plantago major L. Plantaginées.

(4) *Gentiane*, Gentiana lutea L. Gentianées.

(5) *Fumeterre*, Fumaria officinalis L. Fumariacées.

L'angilliane (¹) dechasse les infections de l'air contagieux de la peste.

L'isoppe (²) a la vertus d'aider à la respiration et a ceux quy sont travaillé de poulmon et courtesse d'aleine; price en beuvrage, elle assiste ceux quy sont surpris de la xhinancie (esquimancie); cuite avec figue et vinaigre, appaise la douleur des dents quand on lave bien la bouche. La fumée de la dite herbe est fort bonne pour guerir les inflamations quy viennent aux oreilles, la ventruosité, et le bruit.

Pimpernelle (³), romp la pierre gravel; estant beuse (bue) avec vin, le jus d'icelle dechasse tous poison, sa racine est bonne en temp de pest, la portant en la bouche quand on vat par les rues.

Vervaine (⁴) profite fort aux mal des yeux, a la douleur de teste et des dents, aux ulcéres de la bouche, aux infection de la peau comme gratelle, tigne, feu volant, à la leppre et de mal mort.

Campane, alnée, ou gnolande (⁵), ayant trempé sa racine 24 heures dans du vin, guerit la colique; le jus de la racine est fort propre pour conserver le tind (le teint) des femmes.

Passerage ou piperis (⁶) sa racine pillée en seyn (graisse) de porcq ou avec racine de compane (⁷) appliquée en forme de cathaplame guerit la goutte chiatique.

Esclaire grande et petite (⁷) oste les tailles (taies) des yeux, toute sorte de gratelle et tigne; sa feuille apaise la tranchée de ventre, fait mourir et tomber les poreaux (verrues).

Cabaret (⁸), fait vomir, guerit les fievres tiers et quart, guerit la goute chiatique, l'hidropisie, et jaunisse.

Valeriane (⁹) ou feuille trait guérit la douleur de costé aux femmes. Sa decoction apliquée avec une plume dans une playe et mettre une de ses feuilles dessus, le guérit. Et tiré toute sorte de fer et de bois quy seront restez dans le corps et guerit la playe.

L'agripaulme (¹⁰) guerit la defaillance de cœur, provoque les mois des femmes, fait mourir les verres (vers intestinaux), et uriner, cracher et délier les poulmont ; estant mis en poudre et beu avec vin blan assiste à accoucher : les femmes en prennant un cuillier.

(1) *Angiliane?* Probablement l'Angelica archangelica L. Ombellifères. Voir plus loin dans le texte *Angelica*, p. 11.
(2) *Isoppe*, Hyssopus officinalis L. Labiées.
(3) *Pimpernelle*, Poterium sanguisorba L. Ombellifères.
(4) *Vervaine*, Verbena officinalis L. Verbenacées.
(5) *Campane, alnée ou guolande*, fr. Aunée. Inula helenium L. Composées.
(6) *Passerage ou piperis*, Lepidium latifolium L. Crucifères.
(7) *Esclaire.* La grande é. est la « chélidoine », chelidonium majus L. Papaveracées. La petite est la « Ficaire ». Ficaria ranunculoïdes K. Renonculacées.
(8) *Cabaret.* « Asaret » Asarum europœum L. Aristolochiées.
(9) *Valeriane*, Valeriana officinalis L. Valérianées.
(10) *Agripaulme*, Leonurus cardiaca L. Labiées.

Verge d'or (1) guerit et confond toutes ulceres et playe tant intérieur qu'extérieur, arreste les *defluctions* (fluctions), reprime la discenterie, guerit l'escorbute (le scorbut) et ulcere de la bouche ; elle romp la calcule.

Gloutaron ou bardame (2) romp la calcul tant des reins que de la vessie. Ses feuilles appliquées avec sel guerit la morçure de serpent et des chiens en ragez et les ascruelles (ècrouelles).

Herbes aux tigneux (2) est fort bonne contre la pest, chasse tout venin du corps, guerit les fievres pestilentieuse, et les veres (intestinaux) aux enfants, et les farcins de cheval.

Scabieuse (3) guerit le toux et mal des poulmons, la scorbute et pestiferez ; elle guerit toutes sorte de datres (dartres) et la verolles.

Scalapandre ce de la langue de Cherff (4).

Bucle ou Consolida petra (5) est fort bonne pour faire onguent pour toute sorte de playe, arrette le crachement de sang, la dissenterie ; elle a le gout de mirsche (myrrhe ?) la sincle (6) a pareille vertus comme aussi le pied de lion (7).

Bouillon blan (8) guerit toutes sorte de venin, et le pied de cheval enclouez, chasse la fievre carte, remet le fondement escheux (chute du rectum).

Langue de serpent (9) guérit la brulure et de fluction des yeux.

Merchire (10) lâche le ventre.

Cocolaria (11) fait cracher.

Fraxinelle ou havernat (12) fait uriner, rompt la piere, provocque la menstrue et fait sortir l'enfant mort ; estant apliquée a dehors tire les épines et chardons.

Serpentaires (13) grandes et petites, profitte à la courtesse d'aleine (asthme), toux, dificulté de crachement ; ses feuilles espandue sur fromage les empaiches de pourir.

Petit chene ou Germandrée (14) mangée en salade contregarde de mauvais air pestilentieux, guerit le mal de teste et de cerveaux.

(1) *Verge d'or*, Solidago virga aurea L. Composées.
(2) *Gloutcron, bardane, herbe aux teigneux*, Arctium lappa. Composées.
(3) *Scabieuse*, Scabiosa arvensis L. Dipsacées.
(4) *Scolopendre* ou langue de cerf. Asplenium scoloperdrium L. Fougères.
(5) *Bucle* ou *consolida petra*, « Bugle » ou « Petite consoude », noms donnés aux Ajuga pyramidalis et reptans L. Labiées.
(6) Probablement la sanicle : Sanicula europœa L. Ombellifères.
(7) *Pied de lion*, Alchemilla vulgaris L. Rosacées.
(8) *Bouillon blanc*. Verbascum thapsus L. Verbacées.
(9) *Langue de serpent*. Ophioglossum vulgatum. Fougères.
(10) *Merchire*, « Mercuriale » Mercurialis annua L. Euphorbiacées.
(11) *Cocolaria*, Cochlearia officinalis L. Crucifères.
(12) *Fraxinelle* ou *havernat*. « Frêne sauvage » Sorbus aucuparius L. Rosacées.
(13) *Serpentaires*. LEMERY les classe en 4 espèces : Aristolochia : rotunda, longa, clematitis ou Saracenica, et parva ou minor. Aristolochiées. Les deux premières servent à l'extérieur, les deux autres à l'intérieur.
(14) *Petit chêne* ou *germandrée*, Teucrium chamedrys L, Labiées.

Herbes de turcq (1) romp la calcul des reins et vessie.

Chindent (2) rafrechy et fait ouvrir la calcule, fait pousser hors la piere.

Palma Christi (3), ayde aux hidropiques, chasse les taupe.

Cent feuille (4) est bonne pour les boyeaux avallez [chute du rectum].

Fumeterre (5) est profitable pour oppiller la foye (6) nettoyer les humeur adustre, et des yeux.

Aristolochie (7) esmen les mois des femmes, purge les poulmont, fait cracher, guerit la toux, provoque l'urine, pousse hors l'ariere fay des femmes et l'enfant mort.

Cleff Dieu (8) serve aux paralitque pour faire des bain et fomentation pour le mal des rain, où que l'on perd un costé (paralysie).

Germandrée ou scordium (9) a le même vertu que l'angelica (10) contre les poison et la peste guerit la fievre tierce et oppillation de la ratle (6) et fait uriner.

Pas d'ausne (11), les feuille conforte les poumons; elle profite à ceux quy sont court d'aleine; elle est singulier contre la pest. Les mouches blanches quy sont allentour sont propre a faire du feu a fuzil ?

Quinte feuille (12) arrette le flux de ventre tant de dissenterie que de flux de sang, en breuvage est tres bonne et singulier contre la jaunisse, et contre air pestilencieux.

La formentille (13) a les mêmes vertus.

Carline ou Caroline (14) grande et petite fut divinement (par miracle) montrée à l'Empereur Charlemagne par un ange, pour le guerir de la peste de laquel son Empire estoit affligée d'une pest comme Charbon.

Pernucle (15) ses feuilles arrètent tout flux de sang soit du ventre ou par la bouche, ou par le nez.

(1) *Herbe de turcq*, Herniaria glabra Paronychiées.
(2) *Chindent*, Triticum repens L. Graminées.
(3) *Palma Christi*, « Ricin » Ricinus communis L. Euphorbiacées.
(4) Rose à cent feuilles. Rosa centifolia L. Rosacées.
(5) *Fumeterre*, Fumaria officinalis L. Fumariacées.
(6) Opilation, obstruction. Exemple : sel désopilant, sel qui fait cesser l'obstruction d'un organe.
(7) *Aristolochie*, Aristolochia serpentaria L. Aristolochiées.
(8) *Cleff-Dieu*, en wallon *Clédié* « Clef de Dieu », Primevère: Primula officinalis L. Primulacées.
(9) *Germandrée*, Teucrium Scordium L. Labiées.
(10) *Angelica*. Voir plus haut Angilliane, p. 20.
(11) *Pas d'ausne* « Pas d'âne » Tussilago farfara L. Composées.
(12) *Quinte feuilles*, Potentilla reptans L. Rosacées.
(13) *Formentille*, Potentilla tormentilla L. Rosacées.
(14) *Carline* ou *Caroline*. Carlina vulgaris L. Composées.
(15) *Pervincle* ou *Pervinche*. Vinca minor L. Apocynées.

Bistorde (¹) arreste le flux de sang d'une playe, et la dissenterie, elle est bonne contre la pest.

Pivoye ou Benoite (²) sa graine et sa racine cueillie au défaillant de la Lune (³), et pendue au col est bonne à ceux qui tombent du mal S' Jean (mal caduc). Elle est singulier contre les morsures des bêtes venimeuses, fait revenir la parole à ceux qui l'ont perdu.

Vronique (⁴) ou herbe de bon, elle guerit toutes sortes de playe tant vielle que nouvelle toute tache de cuir au visage (tache de naissance ?). Elle guerit la ladrie, en clister la dissenterie, en beuvrage les fievres pestilentieuses et ulcere au poulmont opillation de foye et la ratte.

Artritique (⁵) guerit la jaunisse, provocque les mois des femmes, contre les gouttes chiatiques, guerit la paralisie. Toute l'herbe cuite en vinaigre ayde merveilleusement a accoucher les femmes voire jusqu'à l'enfant mort.

Aigremoine (⁶) provocque les moi des femmes, et l'urine ; elle croit haut d'une coudée ; ses feuilles sont semblables au frévrier sa fleur est jaunastre.

La buglose (⁷) herbe et racine et fleur a la propriété d'ayder ceux qui sont fantastique.

(1) *Bistorde*, Polygonum bistorta L. Polygonées.
(2) *Pivoye* ou *Benoite*. Les propriétés signalées désignent non le Geum urbanum L. Rosacées, mais la Pivoine mâle. Pœonia officinalis L. Renonculacées.
(3) Le « défaillant de la lune » *li d'falant dè l'leune*, est le dernier quartier.
(4) *Véronique*, Veronica officinalis L. Scrophulariées.
(5) *Artritique*. Le Lexicon de Blancard imprimé à Leyde chez Samuel Luchtmans 1735 dit : « Arthetica seu artheretica, est herba chamœpitys vel Primula veris. Sic dicta quod articulos juvet. » Ce qui est dit au réceptaire de la jaunisse et de la paralysie s'applique mieux à la primevère (Primula veris seu officinalis renseigné plus haut sous le nom de clefI'-Dieu); ce qui est dit de l'action ecbolique s'applique à l'ajuga ou ivette.
(6) *Aigremoine*, Agrimonia eupatoria L. Rosacées.
(7) *Buglose*, Anchusa officinalis L. Borraginées.

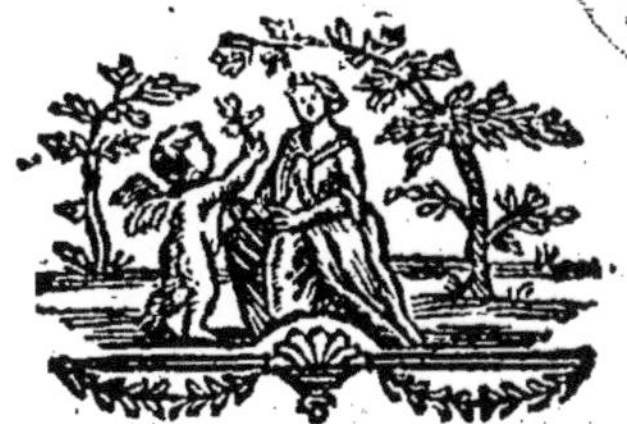

Société verviétoise d'archéologie et d'histoire

DOCUMENT

Mémoire des S^tes Reliques que nous avons eu la bonne heure de voir dans la ville de Trèves laquelle on at monstrez publicquement taut à l'église cathedralle que au cloistre de St Maximin lez ladite ville de Trèves et encore dans plusieurs austres eglize L'an 1655 le jour Saincts Jean Baptiste 24° Jour de Juin.

Premièrement dans l'eglise de St Maximin avons veu la teste Ste Agnes et la teste Ste Apolline.

Item. Une partie de voille de Ste Marie Magdeleine.

Item. Une partie [de voille que ntre Sauveur Jésuchrist avoit quand il lava les pieds de ses Apostres.

Item. Une partie de la blanche robbe qu'Herode vestit à ntre Sr Jesuchrist pour se moquer de luy.

Item. Le cousteau que ntre Sauveur avoit lors que il institua le tres saincts sacrament de l'autel.

Item. Le mesme voille que la vierge Marie avoit sur la teste lors que l'ange Gabriel la vint saluer en Nazareth.

Item. Le peingne que la vierge Marie peingnoit ntre S^r en l'aage de 12 ans.

Item. A l'eglize cathedralle de Trèves l'on nous a monstrez la teste de Ste Hellene.

Item. La teste Sts Mathias Apostre.

Item. Une partie de l'interieur de la teste Sts Corneille bon patron pour ceux qui tombe du mal caducque.

Item. L'espine du doz Ste Materne 3° evesque de Trèves qui fut envoyez de Sts Pierre.

Item. La teste de Lazare qui estoit mort deja pourris lors que ntre S^r le ressucita.

Item. Une partie de bras Ste Anne grand mère de Jesuchrist.

Item. Le bras Ste Barbe bonne patronne pour les Agonnisant.

Item. Deux anneaux de la chaîne Sts Pierre laquelle estoit enchainez lors que l'ange la delivra hors de prison.

Item. Une partie de baston Sts Pierre quy at touché Sts Materne et la ressucite après avoir esté mort 40 jours.

Item. Une partie de la S^te-croix de ntre Sr Jesuchrist.

Item. La robbe sans cousture de ntre Sr Jesuchrist.

Item. Le cloux du pieds droit de ntre S^r.

Item. En l'eglise des peres Augustins ont esté touchez les reliques St Georges à laquelle j'ay fait toucher un petit livre de la confrairie ntre Dame.

Item. La robbe sans cousture de ntre Sauveur et Redempteur Jesuchris travailliez des propres mains de la vierge Marie.

Item. Nons avons esté en l'eglize St Siméon et avons veu le sepulchre et ossement entier de St Maurice. Tous ces S^t reliques et plusieurs autres ont estez monstré publiquement en la ville de Trèves par 5 divers sollennitez d^r l'an 1655.

La longueur de la robbe de ntre S^r est de 4 pieds romain, la largeur des manches d'un pied et un doigt.

— Copie d'un manuscrit in-fol. 3 pages, portant sur le pli extérieur :

« Estat des Ste Relicque qu'on at monstré en la ville de Trèves l'an 1655. »

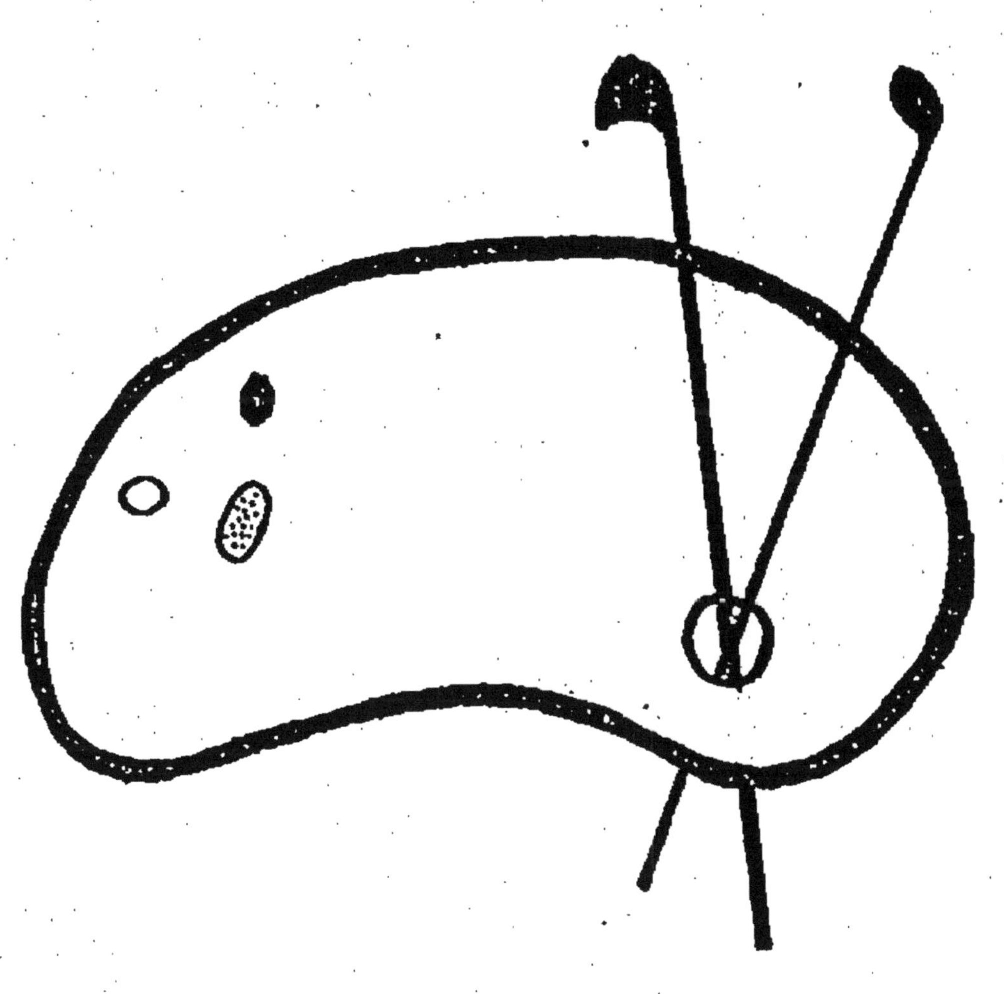

ORIGINAL EN COULEUR
NF Z 43-120-8